Gaurav Bhatnagar

EFEITO DOS EXERCÍCIOS PARA O PAVIMENTO PÉLVICO EM DOENTES COM DOR LOMBAR CRÓNICA

Gaurav Bhatnagar

EFEITO DOS EXERCÍCIOS PARA O PAVIMENTO PÉLVICO EM DOENTES COM DOR LOMBAR CRÓNICA

ScienciaScripts

Imprint

Any brand names and product names mentioned in this book are subject to trademark, brand or patent protection and are trademarks or registered trademarks of their respective holders. The use of brand names, product names, common names, trade names, product descriptions etc. even without a particular marking in this work is in no way to be construed to mean that such names may be regarded as unrestricted in respect of trademark and brand protection legislation and could thus be used by anyone.

Cover image: www.ingimage.com

This book is a translation from the original published under ISBN 978-620-7-80505-1.

Publisher:
Sciencia Scripts
is a trademark of
Dodo Books Indian Ocean Ltd. and OmniScriptum S.R.L publishing group

120 High Road, East Finchley, London, N2 9ED, United Kingdom
Str. Armeneasca 28/1, office 1, Chisinau MD-2012, Republic of Moldova, Europe
Printed at: see last page
ISBN: 978-620-7-98919-5

ÍNDICE DE CONTEÚDO:

RESUMO

ANTECEDENTES: A dor lombar é comum em todo o mundo, com 60-80% dos

pessoas afectadas em algum momento das suas vidas A lombalgia tem um

impacto importante na saúde e na qualidade de vida relacionada com a saúde,

diminuindo a capacidade de estar de pé, andar e sentar. A disfunção dos

músculos do pavimento pélvico está associada ao desenvolvimento de dor

lombar. O pavimento pélvico é um componente importante dos músculos

estabilizadores do núcleo, mas muitos fisioterapeutas e pacientes com dor

lombar negligenciam o treino dos músculos do pavimento pélvico. O objetivo

do presente estudo foi avaliar o efeito aditivo dos exercícios para o pavimento

pélvico juntamente com o regime convencional versus apenas o regime

convencional nos níveis de dor e incapacidade auto-relatados em doentes com

dor lombar crónica.

Métodos: 30 pacientes de um grupo de 25-50 anos com dor lombar crónica

(>3 meses) foram selecionados de acordo com os critérios de inclusão. 30

doentes foram distribuídos aleatoriamente por dois grupos com 15 doentes em

cada grupo. O grupo A recebeu o regime convencional, enquanto o grupo B foi

submetido a exercícios para o pavimento pélvico. Os resultados de interesse,

como a incapacidade através do índice de incapacidade de Oswestry (ODI) e a dor através da escala numérica de classificação da dor (NPRS), foram avaliados no início e no final do protocolo de tratamento de 6 semanas.

Resultados: O estudo incluiu 30 pacientes (grupo A n =15; grupo B n=15) com dor

(NPRS) e as pontuações ODI foram significativamente mais baixas no Grupo B ao fim de 6 semanas.

Conclusão: Os exercícios para o pavimento pélvico em combinação com o tratamento de rotina proporcionaram benefícios significativos em termos de alívio da dor e incapacidade em relação ao tratamento de rotina isolado.

Palavra-chave: Lombalgia crónica, PFM, Regime convencional, ODI, NPRS.

INTRODUÇÃO

Os músculos do pavimento pélvico têm duas funções principais: 1) suporte ou actuam como "pavimento" para as vísceras abdominais, incluindo o reto, e 2) mecanismo constritor ou de continência para os orifícios uretral, anal e vaginal (nas mulheres). Aqui, discutiremos a relevância do pavimento pélvico para a função de abertura e fecho anal, e discutiremos novas descobertas relativamente ao papel destes músculos nos mecanismos de fecho da vagina e da uretra.

A pelve óssea é composta pelo sacro, íleo, ísquio e púbis. É dividida em pelve falsa (maior) e pelve verdadeira (menor) pela borda pélvica. O promontório sacral, a asa anterior do sacro, a linha arqueada do ílio, a linha pectínea do púbis e a crista púbica que culmina na sínfise púbica. A forma da pélvis óssea feminina pode ser classificada em quatro grandes categorias: ginecóide, antropoide, androide e platypelloide. O diafragma pélvico é uma camada de tecido muscular larga, mas fina, que forma a borda inferior da cavidade abdominopélvica. Composto por uma faixa larga, em forma de funil, de fáscia e músculo, estende-se da sínfise púbica ao cóccix e de uma parede lateral à outra. O diafragma urogenital, também designado por ligamento triangular, é uma membrana muscular forte que ocupa a área entre a sínfise púbica e as tuberosidades isquiáticas e se estende ao longo da porção anterior triangular da saída pélvica. O diafragma urogenital é externo e inferior ao diafragma pélvico.

Os ligamentos pélvicos não são ligamentos clássicos, mas são espessamentos da fáscia retroperitoneal e consistem principalmente em vasos sanguíneos e linfáticos, nervos e tecido conjuntivo adiposo. Os anatomistas chamam à fáscia retroperitoneal fáscia subserosa, enquanto os cirurgiões se referem a esta camada fascial como fáscia endopélvica. O tecido conjuntivo é mais denso imediatamente adjacente às paredes laterais do colo do útero e da vagina. Os ligamentos largos são uma fina reflexão dupla do peritoneu, semelhante à mesentérica, que se estende desde as paredes laterais da pélvis até ao útero. Os ligamentos cardinais, ou ligamentos de Mackenrodt, estendem-se dos aspectos laterais da parte superior do colo do útero e da vagina até à parede pélvica. Os ligamentos uterossacrais estendem-se da porção superior do colo do útero posteriormente à terceira vértebra sacral.

O pavimento pélvico é composto por vários músculos e está organizado em camadas musculares superficiais e profundas. Existe uma controvérsia significativa no que diz respeito à nomenclatura, mas, de um modo geral, a camada muscular superficial e os músculos relevantes para a função do canal anal são o esfíncter anal externo, o corpo perineal e, possivelmente, os músculos puboperineais (ou períneo transverso). Os músculos profundos do pavimento pélvico consistem nos músculos pubococcígeo, ileococcígeo, coccígeo e puborrectal. De facto, o músculo puborrectal está localizado entre as camadas musculares superficial e profunda, sendo preferível considerá-lo como a camada muscular média do pavimento pélvico. Para além dos músculos esqueléticos do pavimento pélvico, a extensão caudal dos músculos lisos circulares e longitudinais do reto para o canal anal constitui o esfíncter anal interno e o esfíncter anal externo do canal anal, respetivamente. Em primeiro lugar, discutimos os aspectos salientes e alguns dos aspectos controversos da anatomia dos músculos do pavimento pélvico e do esfíncter anal, seguidos de uma discussão sobre a função de cada um dos componentes dos músculos do pavimento pélvico e sobre o seu papel no fecho e na abertura do esfíncter anal.

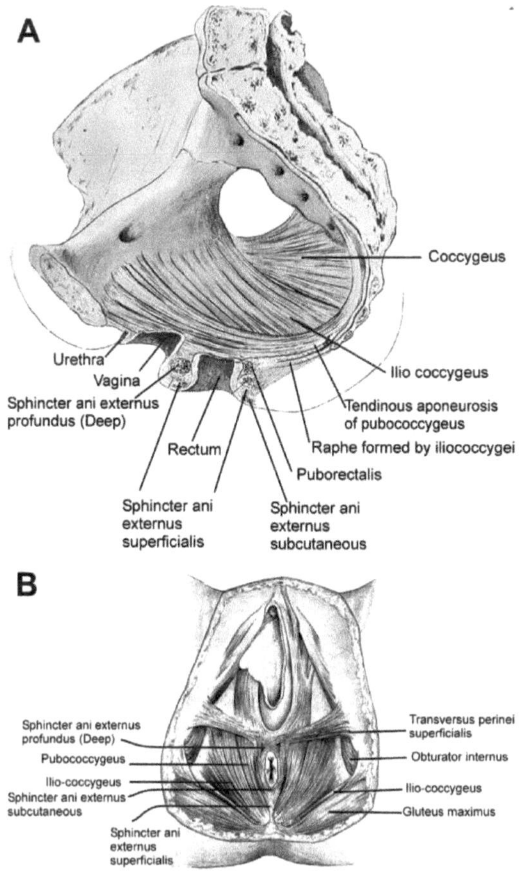

Músculos do Pavimento Pélvico Vistos na secção sagital da pélvis. Adaptado de Thompson P. The Myology of the Pelvic Floor (A miologia do pavimento pélvico)

MÚSCULOS PUBORRECTAIS E DO PAVIMENTO PÉLVICO PROFUNDO

Em 1555, Andreas Vesalius escreveu um relato sobre os músculos do pavimento pélvico, que designou por "Musculus sedem attollens "63. Este nome foi mais tarde substituído pelo nome mais definitivo de "levator ani" por Von-Behr64. O diafragma pélvico, assim designado pela primeira vez por Meyer65 (1861), incluía os flexores e abdutores primitivos da parte caudal da coluna vertebral. Estes músculos incluíam o coccígeo (também referido como isquiococcígeo), o ileococcígeo e o pubococcígeo e estes três músculos foram considerados como constituindo o músculo elevador do ânus. Têm origem na linha pectinada do osso púbico e na fáscia do músculo obturador interno e inserem-se no cóccix. Holl (1897), um anatomista alemão, descreveu que algumas das fibras do músculo pubococcígeo, em vez de se inserirem no cóccix, se enrolavam à volta do reto e a estas fibras atribuiu o nome de "puborrectal" ou "sphincter recti"[66] . Parece que o músculo puborrectal se origina do meio dos ramos púbicos inferiores e não da sínfise púbica. O músculo puborrectal está agora incluído no grupo dos músculos elevadores do ânus e o termo "Levator ani" é utilizado como sinónimo de músculos do diafragma pélvico.

A dor lombar é definida como uma dor localizada entre a décima segunda costela e as pregas glúteas inferiores, com ou sem dor nas pernas e cerca de

90% dos casos são inespecíficos.[1-3]

A dor lombar é uma das condições mais comuns que afectam toda a população a nível mundial.[P1] Está classificada em primeiro lugar como causa de deficiência e incapacidade.[4-5] 60-80% das pessoas são afectadas pela dor lombar em algum momento das suas vidas.[6-8] Um inquérito a mais de 11 000 adultos em idade ativa nas zonas rurais do Norte da Índia revelou uma prevalência de lombalgia de 23,09%.[9] Os homens e as mulheres são igualmente afectados, mais frequentemente entre os 30 e os 55 anos de idade.[10] Se a lombalgia persistir durante pelo menos 3 meses, é designada por lombalgia crónica.[11] A etiologia desta doença é muito complexa e multifatorial, embora física e parcialmente psicológica.[12] A hérnia discal é a causa mais comum (5%) de todas as causas de lombalgia. Outras causas são infecções, tumores, fracturas, osteoporose, espondilose anquilosante, artrite reumatoide, etc.[13] A população que exerce profissões que exigem inclinação para a frente, levantamento de pesos pesados, exposição a vibrações causadas por veículos ou máquinas industriais corre um maior risco de desenvolver lombalgia.[14,15]

Entre os vários factores de risco documentados para a dor lombar, como a profissão, o tabagismo[16], a obesidade[17], a gravidez[18], a atividade física[19], a saúde mental[20], a investigação recente centrou-se na relação entre a dor lombar e as perturbações respiratórias, a incontinência e os problemas gastrointestinais[21,22]. Num estudo realizado com 2943 mulheres mais jovens,

2298 mulheres de meia-idade e 2258 mulheres idosas do estudo longitudinal australiano sobre a saúde das mulheres, verificou-se que as mulheres com incontinência, problemas gastrointestinais e perturbações respiratórias pré-existentes tinham mais probabilidades de desenvolver lombalgia do que as mulheres sem esses problemas

problemas.

Considerou-se que tal resultava de alterações no controlo dos músculos do tronco na sequência do envolvimento em problemas de incontinência, respiratórios e gastrointestinais. Foi demonstrado que as alterações na morfologia e a atividade postural alterada dos músculos do tronco, incluindo os músculos da respiração e da continência, que fornecem apoio mecânico à coluna vertebral e à pélvis, estão relacionadas com o desenvolvimento e a ocorrência de lombalgia.[23,24] A lombalgia tem um efeito importante na saúde e na qualidade de vida relacionada com a saúde, diminuindo a capacidade de estar de pé, andar e sentar-se.[25,26] Estudos recentes afirmam que se perdem anualmente cerca de 550 milhões de dias de trabalho devido à dor e que a dor lombar constitui 56% das queixas de dor. Estima-se que a perda de tempo de trabalho custa à economia americana 55 mil milhões de dólares por ano devido a doentes que sofrem de lombalgia.[27]

Foi sugerido que a estabilidade mecânica global da coluna vertebral, especialmente em condições dinâmicas e sob cargas pesadas, é proporcionada pela coluna vertebral e pelos músculos circundantes coordenados com precisão. [21,28]

O sistema de estabilização da coluna vertebral é constituído essencialmente por três subsistemas:

- A coluna vertebral - proporciona estabilidade intrínseca;

- Músculos da coluna vertebral (que rodeiam a coluna vertebral) - proporcionam estabilidade dinâmica; e

- A unidade de controlo neural - avaliação e determinação dos requisitos de estabilidade e coordenação da resposta muscular. [29,30]

Em condições normais, os três subsistemas funcionam em h a r m o n i a e proporcionam a estabilidade mecânica necessária.[31,32]

A fisioterapia tem sido utilizada com frequência no tratamento de doentes com dores de costas durante muitos anos.[33,34] Isto envolve tipicamente uma variedade de intervenções, mas normalmente envolve exercício, aconselhamento, mobilização de Maitland, o método McKenzie

método de tratamento, exercícios abdominais, diatermia por ondas curtas pulsadas, terapia interferencial, ultra-sons, bem como numerosas outras intervenções menos utilizadas.[35]

O exercício é normalmente utilizado no tratamento da dor lombar crónica, em particular o treino dos músculos estabilizadores do núcleo, incluindo os músculos do pavimento pélvico.[36-38] Para além do papel bem documentado dos músculos do pavimento pélvico (MAP) em doentes com incontinência urinária e fecal[39,40] , os MAP têm também um papel importante na ativação muscular adequada para a estabilização lombar.[21]

O presente estudo avaliou os efeitos aditivos dos músculos do pavimento pélvico juntamente com o regime convencional versus o regime convencional isolado nos níveis de dor e incapacidade auto-relatados em doentes com dor lombar crónica no grupo etário dos 25-50 anos.

NECESSIDADE DE ESTUDO

O pavimento pélvico é uma rede de músculos que liga o púbis ao cóccix e às tuberosidades isquiáticas. [41] A insuficiência dos músculos do pavimento pélvico pode ocorrer como resultado de dor, maus padrões de movimento, traumatismo, cirurgia ou parto. [42] Estes desequilíbrios musculares não recuperam espontaneamente e podem provocar dores na zona lombar, na pélvis e/ou na anca. [43] Os dados actuais mostram que os indivíduos com dor lombar têm uma diminuição significativa da função do pavimento pélvico em comparação com os indivíduos sem dor lombar. [43] A disfunção dos músculos do pavimento pélvico está associada ao desenvolvimento de dor lombar. [42,43]

Muitas mulheres com disfunção do sistema neuromuscular do núcleo pélvico apresentam uma inclinação pélvica posterior e uma diminuição da lordose lombar. Estudos sugerem que a dor na região sacro-ilíaca pode diminuir o controlo motor dos músculos do pavimento pélvico. Os homens também podem ter perturbações do pavimento pélvico, mas devido à anatomia da pélvis masculina, é menos comum.[44] Num estudo realizado por Eliasson et al, concluíram que a prevalência de incontinência urinária e de disfunção do pavimento pélvico estava significativamente aumentada em doentes com lombalgia. Isto sugere novamente que existe alguma correlação entre os músculos do pavimento pélvico e a dor lombar.

Mohammad A. Et al examinaram a literatura para identificar o efeito dos exercícios para os músculos do pavimento pélvico em mulheres com dor lombar crónica não específica. 20 As pacientes foram distribuídas aleatoriamente por dois grupos: um grupo experimental e um grupo de controlo. O grupo de controlo recebeu tratamento de rotina, incluindo eletroterapia e exercícios gerais, e o grupo experimental recebeu tratamento de rotina e exercícios adicionais para os MAP. Em ambos os grupos, a dor e a incapacidade funcional foram significativamente reduzidas após o tratamento, mas não foi encontrada qualquer diferença significativa entre os dois grupos.

Num estudo duplamente cego, controlado e aleatório, Xia Bi, Jiangxia Zhao et al. avaliaram o efeito dos exercícios para os músculos do pavimento pélvico em doentes com dor lombar crónica. Adultos (idade >/= 18 anos) com dor lombar crónica (com ou sem radiculopatia) foram aleatoriamente submetidos a tratamento de rotina (ultrassonografia, diatermia de ondas curtas e exercícios de fortalecimento lombar; grupo de controlo) ou *tratamento* de rotina com exercícios para o pavimento pélvico (grupo de intervenção) durante 24 semanas. A dor, a incapacidade (pontuação do Índice de Incapacidade de Oswestry [ODI]) e a função muscular do tronco foram avaliadas no início e após a conclusão do tratamento. O estudo incluiu 47 doentes (grupo de controlo 24: grupo de intervenção23) com gravidade da dor e ODI foram significativamente mais baixas no grupo de intervenção do que no grupo de controlo após 24 semanas. Não se registaram diferenças significativas entre os grupos na função muscular do tronco. [45\]

O pavimento pélvico é um componente importante dos músculos estabilizadores do núcleo, mas muitos fisioterapeutas e pacientes com dor lombar negligenciam o treino dos músculos do pavimento pélvico. [46] Além disso, existem poucas provas de que o tratamento de rotina combinado (ultra-sons ou diatermia de ondas curtas e exercícios de fortalecimento lombar) e o exercício dos músculos do pavimento pélvico ofereçam qualquer vantagem em relação ao tratamento de rotina isolado. [45] Os MAP têm também um papel importante na ativação muscular adequada para a estabilização lombar. [21]

No entanto, existem muito poucas evidências para avaliar a função da MAP em pacientes com lombalgia ou para avaliar o efeito dos exercícios da MAP no tratamento desses pacientes. Os estudos que investigaram a função dos MAP em indivíduos saudáveis ou em mulheres incontinentes apresentavam algumas falhas metodológicas, tais como um tamanho de amostra reduzido, uma amostra heterogénea, a falta de um procedimento normalizado e válido, a falta de critérios de inclusão e exclusão definidos, o teste de diferentes músculos em diferentes posições, etc.

Assim, a necessidade do presente estudo é descobrir se os exercícios PFM têm algum efeito aditivo quando administrados juntamente com o regime convencional no tratamento de doentes com lombalgia crónica.

FINALIDADE E OBJECTIVOS

OBJECTIVO:

Avaliar o efeito aditivo dos exercícios para o pavimento pélvico juntamente com o regime convencional versus o regime convencional isolado nos níveis de dor e incapacidade auto-relatados em doentes com dor lombar crónica no grupo etário dos 25-50 anos.

OBJECTIVO:

➢ Avaliar o efeito do regime convencional isolado nos níveis de dor auto-relatados e na incapacidade em doentes com dor lombar crónica no grupo etário dos 25-50 anos.

➢ Avaliar o efeito aditivo dos exercícios para o pavimento pélvico, juntamente com o regime convencional, nos níveis de auto dor e incapacidade em doentes com dor lombar crónica no grupo etário dos 25-50 anos.

HIPÓTESE

HIPÓTESE NULA:

Os exercícios para o pavimento pélvico, para além do regime convencional, não melhoram os níveis de dor e a incapacidade auto-relatados em doentes com dor lombar crónica entre os 25 e os 50 anos.

HIPÓTESE ALTERNATIVA:

Os exercícios para o pavimento pélvico, para além do regime convencional, melhoram os níveis de dor e a incapacidade auto-relatados em doentes com dor lombar crónica entre os 25 e os 50 anos de idade.

REVISÃO DA LITERATURA

⊙ **O'Sullivan et al. (1997):**

44 doentes com dor lombar foram distribuídos aleatoriamente por 2 grupos. O primeiro grupo foi submetido a um programa de tratamento com exercícios específicos durante 10 semanas, que envolvia o treino dos músculos abdominais profundos com coactivação do músculo multífido lombar proximal aos defeitos da pars. O grupo de controlo foi submetido a um tratamento conforme indicado pelo seu médico assistente. Os autores previram que uma abordagem de tratamento com exercícios específicos parece ser mais eficaz do que outros programas de tratamento conservador comummente prescritos em doentes com espondilólise ou espondilolistese cronicamente sintomática. [47]

⊙ **Hodges PW et al. (2003):**

Os investigadores levantaram a hipótese de que, em comparação com o exercício geral, o exercício de estabilidade do núcleo é mais eficaz na diminuição da dor e pode melhorar a função física em doentes com lombalgia crónica. No entanto, não foram observadas diferenças significativas a longo prazo na gravidade da dor entre os pacientes que praticaram exercícios de estabilidade do núcleo e os que não praticaram exercícios de estabilidade do núcleo. [38]

⊙ **Hayden JA et al. (2005):**

O estudo concluiu que a terapia com exercícios parece ser ligeiramente eficaz na diminuição da dor e na melhoria da função em adultos com lombalgia crónica.[36]

⊙ **Koumantakis et al. (2005):**

Estudaram o efeito do treino de estabilização mais exercício geral versus apenas exercício geral. 55 doentes com dores de costas recorrentes e não específicas foram divididos aleatoriamente em 2 grupos. Um grupo recebeu exercícios específicos de estabilização e o segundo grupo recebeu exercícios gerais para as costas e para os músculos abdominais. O resultado baseou-se na dor auto-relatada (questionário de dor McGill) e na incapacidade (índice de incapacidade de Roland-Morris). Os autores afirmam que um programa de exercícios gerais reduziu a incapacidade a curto prazo de forma mais significativa do que uma abordagem de exercícios de estabilização reforçada em doentes com lombalgia não específica recorrente. O exercício de estabilização não parece proporcionar benefícios adicionais a doentes com lombalgia subaguda ou crónica que não apresentem sinais clínicos que sugiram a presença de instabilidade da coluna vertebral. [48]

⊙ **May e Johnson et al. (2008):**

Examinaram a literatura para identificar se os exercícios de estabilização são eficazes para o tratamento da dor e da disfunção em doentes com lombalgia. Os autores referem que existem poucas provas que apoiem a utilização de exercícios de estabilização na lombalgia aguda e algumas provas que apoiem a utilização de exercícios de estabilização na lombalgia crónica. [49]

⊙ **Eliasson, K et al. (2008):**

Sugeriram que a lombalgia e a disfunção da MAP são factores de risco para a incontinência urinária e que o fisioterapeuta que trata doentes com lombalgia deve estar atento a possíveis problemas de incontinência. [50]

⊙ **Michael Vianin et al: (2008)**

Estudaram a validade e a fiabilidade do Índice de Incapacidade de Oswestry (ODI). Concluíram que o ODI é um instrumento de avaliação válido, fiável e adequado para ser utilizado na prática clínica. É fácil de administrar e pontuar os objectivos das queixas dos clientes e monitoriza os efeitos da terapia.[51]

⊙ **Kumar Sharma et al. (2010):**

Compararam a eficácia de dois tratamentos multimodais em subgrupos de homens e mulheres com dores lombares. O estudo concluiu que as técnicas de estabilização muscular dinâmica e o tratamento convencional são ambos mais eficazes nos homens do que nas mulheres. Concluíram também que o subgrupo feminino pode necessitar de mais atenção clínica durante o tratamento da dor lombar. [52]

⊙ **Bronfort G et al. (2011) :**

Num ensaio clínico aleatório, examinaram o efeito do exercício supervisionado, da manipulação da coluna vertebral e do exercício em casa para a dor lombar crónica. O estudo formulou a hipótese de que o exercício supervisionado para a dor lombar crónica era significativamente melhor do que a manipulação quiroprática da coluna vertebral e o exercício em casa em termos de satisfação com o tratamento e resistência e força da musculatura do tronco. [53]

⊙ **Mohseni-Bandpei MA et al. (2011):**

Investigaram o efeito do exercício dos músculos do pavimento pélvico em mulheres com dor lombar crónica não específica. Afirmaram que o exercício dos MAP combinado com o tratamento de fisioterapia de rotina teve um efeito semelhante e não foi superior ao programa de fisioterapia de rotina no tratamento de pacientes com dor lombar crónica.[54]

⊙ **M. Gabrielle Page et al.: (2012)**

Estudaram a validade da Numerical Pain Rating Scale (NPRS) para a intensidade da dor e colocaram a hipótese de que a NPRS é uma medida válida para a intensidade da dor e para o seu carácter desagradável.[55]

⊙ **Wang X et al. (2012):**

Concluíram que, em comparação com o exercício geral, o exercício de estabilidade do núcleo é mais eficaz na diminuição da dor e pode melhorar a função física em doentes com lombalgia crónica.[37]

⊙ **Sheikh Javeed Ahmad et al.: (2013)**

Concluíram que a diatermia por ondas curtas é uma modalidade eficaz no tratamento de doentes com dor lombar crónica.[60]

⊙ **Xia Bi, Jiangxia Zhao et al.: (2013)**

Avaliaram o efeito dos exercícios para os músculos do pavimento pélvico em pacientes com dor lombar crónica. Adultos (com idade >/= 18 anos) com dor lombar crónica (com ou sem radiculopatia) foram aleatoriamente submetidos a tratamento de rotina (ultrassonografia, diatermia de ondas curtas e exercícios de fortalecimento lombar; grupo de controlo) ou tratamento de rotina com exercícios para o pavimento pélvico (grupo de intervenção) durante 24 semanas. A dor, a incapacidade (pontuação do Índice de Incapacidade de Oswestry [ODI]) e a função muscular do tronco foram avaliadas no início e após a conclusão do tratamento. O estudo incluiu 47 pacientes (grupo de controlo 24; grupo de intervenção 23). A gravidade da dor e as pontuações do ODI foram significativamente mais baixas no grupo de intervenção do que no grupo de controlo após 24 semanas. Não se registaram diferenças significativas entre os grupos na função muscular do tronco.[45] "

⊙ **Taqdees Naqaish et al:**

Afirmaram que os exercícios de Kegel foram significativamente eficazes no tratamento da dor lombar em doentes com cistocele de grau I e II. O estudo também concluiu que os exercícios de Kegel são um fator vital na aptidão pélvica total. [56]

⊙ **<u>Vasseljeri 0:</u>**

Realizaram um estudo para descobrir o efeito dos exercícios de estabilidade do núcleo na ativação dos músculos abdominais profundos na dor lombar crónica. 109 indivíduos com lombalgia crónica e não específica (.3 meses) foram aleatoriamente distribuídos por 8 tratamentos semanais com exercícios de estabilidade do núcleo de baixa carga, exercícios de estabilização de alta carga em fundas ou exercícios gerais em grupo. Os autores afirmam que o início da atividade dos músculos abdominais não foi afetado pelos exercícios na dor lombar crónica. Não houve associação entre a mudança no início e a lombalgia. [57]

Hodges, P.W.. Sapsford, R., Pengel, L.H., (2007).

Os resultados do presente estudo confirmam que os MAP contribuem para a resposta postural associada aos movimentos do braço. Ou seja, esses músculos estão ativos como um componente do ajuste postural pré-programado que prepara o corpo para perturbações previsíveis. Além disso, a atividade dos MAP é tónica durante uma tarefa postural sustentada, com modulação da amplitude relacionada com os momentos reactivos no tronco. Os dados também indicam que a atividade do MAP é modulada durante a respiração tranquila. No entanto, esta atividade está mais associada à atividade dos músculos abdominais do que às alterações do PIA. Em conjunto, estes dados sugerem que os MAP são controlados por um número de redes integradas no sistema nervoso, mas a sua atividade é coordenada para realizar múltiplas tarefas em simultâneo.[21]

Smith, M.D., Russell, A., Hodges, P.W., (2009).

Este estudo demonstra que as mulheres com incontinência, perturbações respiratórias e sintomas gastrointestinais têm um risco acrescido de desenvolver dores nas costas. A evidência de um controlo comprometido da coluna vertebral em pessoas com incontinência e perturbações respiratórias e o potencial de hiperalgesia viscerossomática em pessoas com sintomas gastrointestinais podem fornecer explicações fisiológicas para estes resultados.[22]

Bergmark, A., (1989).

A estabilidade mecânica da coluna vertebral ligamentar foi investigada experimentalmente por Lucas e Bresler (1961), que definiram a carga de encurvadura relativamente à estabilidade lateral. No que diz respeito à flexão+extensão, a coluna vertebral, no entanto, como seria de esperar, não mostrou qualquer comportamento típico de encurvadura, ou seja, uma perda súbita de equilíbrio. Em vez disso, as deformações sagitais aumentaram continuamente com o aumento da carga vertical. Para poderem realizar as

experiências de estabilidade lateral, Lucas e Bresler tiveram de restringir as
deformações sagitais através de duas cordas. [31]

Morkved, 8., Bo, K., Schei, B., Salvesen, K.A., (2003).

Realizámos um ensaio clínico aleatório, simples-cego, no Hospital
Universitário de Trondheim e em três clínicas de fisioterapia ambulatórias num
contexto de cuidados primários. Trezentas e uma mulheres nulíparas saudáveis
foram distribuídas aleatoriamente por um grupo de treino (n = 148) ou por um
grupo de controlo (n = 153). O grupo de treino participou num programa
intensivo de 12 semanas de treino dos músculos do pavimento pélvico durante
a gravidez, supervisionado por fisioterapeutas. O grupo de controlo recebeu as
informações habituais. O desfecho primário foi a autoavaliação dos sintomas
de incontinência urinária. O resultado secundário foi a força dos músculos do
pavimento pélvico.[40]

Fowler SB.,(2011).

Esta é a primeira atualização da revisão atual, a versão anterior foi conduzida
por Jean Hay-Smith (Hay-Smith 2006b). Esta revisão considera se a TFP é
melhor do que a ausência de tratamento, o placebo, o controlo simulado ou não
ativo. Esta revisão fazia originalmente parte de uma revisão mais alargada de
todos os aspectos do TMF, liderada por Jean Hay-Smith (Hay-Smith 2006a).
Esta revisão faz parte de uma série de revisões do TMF para a incontinência

urinária em mulheres e deve ser vista nesse contexto. Outras revisões consideram se: (a) o PFMT para prevenção e tratamento da incontinência urinária e fecal em mulheres no período pré-natal e pós-natal (Hay-Smith 2008), (b) o PFMT é melhor do que outros tratamentos (Patel 2008), e

(c) A PFMT acrescenta benefícios a outros tratamentos (Kovoor 2008).[41]

Sjo" dahl J, Kvist J, Gutke A, et al, (2009).

Foram incluídas dez mulheres pardas sem dor lombopélvica nos últimos 12 meses. A atividade electromiográfica de superfície foi registada nos músculos do pavimento pélvico e, unilateralmente, nos músculos transverso do abdómen/oblíquo interno, reto do abdómen, eretor da espinha, adutores da anca, reto femoral e deltoide. Os sujeitos realizaram a elevação da perna em supino e a elevação do braço em pé. O início da eletromiografia estava relacionado com o início do movimento.

Os resultados sugerem uma resposta de feed-forward nos músculos do pavimento pélvico durante as elevações de pernas e braços em mulheres que já tinham dado à luz e não tinham dor lombopélvica. Os movimentos realizados a uma velocidade confortável parecem ser úteis para detetar essa resposta.[42]

Talasz H. Himmer-Perschak G, Marth E. et al. (2008).

Apesar de um interesse clínico crescente na função do pavimento pélvico feminino, existe uma falta de dados relativamente ao conhecimento das mulheres adultas médias sobre o papel fisiológico do pavimento pélvico e a sua capacidade de contrair voluntariamente os músculos do pavimento pélvico (MAP). O objetivo do nosso estudo foi avaliar a percentagem de disfunção dos MAP em mulheres adultas e o impacto dos factores de risco, tais como a idade, o índice de massa corporal (IMC), o número de filhos nascidos e a influência do treino prévio dos MAP. Um total de 343 mulheres adultas austríacas (idade média, 41,2 +/- 14,6 anos; variação, 18-79 anos), selecionadas aleatoriamente, foram examinadas para testar a sua capacidade de contrair os MAP. O exame foi efectuado por três ginecologistas independentes no decurso de uma consulta ginecológica de rotina. A capacidade de contração voluntária ou involuntária do MAP foi avaliada por palpação digital intravaginal com as pacientes em posição supina. A força muscular foi classificada de acordo com a Escala de Classificação de Oxford Modificada de Laycock. Uma elevada percentagem (44,9%) das mulheres não foi capaz de realizar voluntariamente uma contração normal dos MAP. Em apenas 26,5%, estava presente uma contração involuntária do pavimento pélvico antes de um aumento da pressão intra-abdominal. A incapacidade de contrair o MAP não se correlacionou com a idade das mulheres, mas revelou uma fraca relação com o número de partos e o IMC da paciente. Foi encontrada uma correlação significativa entre a classificação da Escala de Classificação de Oxford e o relato da paciente sobre o treino prévio dos MAP.[46]

Md. Shaik Ahmad, Md.(2009).

Este estudo mostra que os doentes de ambos os grupos responderam bem ao tratamento. A melhoria significativa dos sintomas em ambos os grupos começou a aparecer no final da primeira semana, sem diferença significativa (p=0,14). No final da segunda semana, foram observadas mais melhorias em ambos os grupos e entre os grupos. As tendências de melhoria mantiveram-se ao longo de todo o período de seis semanas de estudo. Mas, em comparação, o significado da melhoria no grupo de doentes que recebeu diatermia por ondas curtas foi melhor do que no grupo do placebo (p=0). Os resultados do tratamento não estavam relacionados com a gravidade inicial ou a duração da dor em ambos os grupos. Zaman referiu num estudo realizado no IPGMR que o alívio parcial ou total da dor foi maior nos doentes que receberam diatermia por ondas curtas do que no grupo do exercício ou no grupo do placebo. [61]

MATERIAIS E METODOLOGIA

Tipo e desenho do estudo : Ensaio único cego, aleatório e
controlado.

Método de amostragem : Amostragem aleatória simples.

Tamanho da amostra : 30 sujeitos.

Local do estudo : Apollo College of Physiotherapy Durg
(C.G)

Duração do estudo : 6 semanas.

Materiais utilizados, : Diatermia de ondas curtas e ultra-sons

CRITÉRIOS

CRITÉRIOS DE INCLUSÃO:

1) Doentes com lombalgia crónica não específica há >3 meses

2) Pacientes na faixa etária de 25-50 anos, de ambos os sexos

3) dor lombar com ou sem radiculopatia

CRITÉRIOS DE EXCLUSÃO:

1) Participação anterior em qualquer programa estruturado de formação em GFP

2) Cirurgia anterior da coluna vertebral ou pélvica

3) Défice neurológico progressivo

4) Anomalia estrutural

5) Infeção aguda

6) Doença cardiovascular ou metabólica grave.

Todos os indivíduos diagnosticados com dor lombar de duração > 3 meses, que se ofereceram para participar no estudo, foram examinados de acordo com os critérios de inclusão e foram selecionados como sujeitos do estudo. Todos os participantes preencheram um questionário que incluía dados demográficos, pontuação do Índice de Incapacidade de Oswestry (ODI) e dores nas costas.

Os doentes foram selecionados aleatoriamente para o grupo A e o grupo B por um colaborador independente no prazo de 2 dias após a inscrição, utilizando envelopes opacos fechados.

Todos os doentes seguiram um plano de tratamento de rotina de 6 semanas, com (Grupo B) ou sem (Grupo A) exercícios adicionais para o pavimento pélvico.

Grupo A: Regime Convencional:-

Os indivíduos deste grupo receberam o seguinte tratamento

— Ultra-sons (1 MHz contínuo a 1,2 W/cm^2 durante 5 min)

— diatermia de ondas curtas (modo contínuo, método coplanar durante 15 min) e

— exercícios de fortalecimento lombar (10 repetições por cada elevação da pata dianteira, elevação do tórax em decúbito ventral e ponte em decúbito dorsal).

O tratamento foi efectuado três vezes por semana durante 6 semanas.

Grupo B: Exercícios para os músculos do pavimento pélvico juntamente com o regime convencional:

Os indivíduos deste grupo receberam exercícios para o pavimento pélvico juntamente com o regime convencional.

O programa de exercícios para os músculos do pavimento pélvico baseou-se na contração dos músculos do pavimento pélvico durante 6 s, seguida de 6 s de repouso, resultando em 5 ciclos de contração/min.

O número de ciclos de contração foi aumentado durante o período de tratamento de 6 semanas:

- semana 1, 25 ciclos/dia (5 min total)
- semana 2, 50 ciclos/dia (10 min total)
- semana 3, 75 ciclos/dia (15 min total)
- semanas 4-6, 100 ciclos/dia (20 min no total).

As medidas de resultado foram avaliadas na linha de base e após o período de tratamento de 6 semanas.

<u>**MEDIDAS DE RESULTADO**</u>

I) Escala numérica de avaliação da dor:

• Destina-se a avaliar a intensidade da dor.

• O seu valor ICC é de 0,92.

• Consiste numa escala de 0 a 10, em que "0" indica "ausência de dor", as pontuações 1 a 3 indicam "dor ligeira", as pontuações 4 a 6 indicam "dor moderada", as pontuações 7 e 8 indicam "dor intensa" e a pontuação 10 indica "a pior dor possível".

II) Índice de Incapacidade de Oswestry (ODI):

• Concebido para medir a incapacidade funcional permanente dos doentes com lombalgia

• O exame é composto por 10 secções de 5 pontos cada.

• O valor do ICC deste questionário é de 0,90.

____

ANÁLISE E APRESENTAÇÃO DE DADOS

(i) Média

A média aritmética * ou simplesmente média) é calculada somando todos os

valores de uma série e dividindo a soma pelo número de valores.

Simbolicamente. $\bar{X} = \dfrac{X_1 + X_2 + \ldots\ldots\ldots\ldots + X_n}{n}$

$$\text{Or } \dfrac{\Sigma X_i}{n}$$

Onde $\qquad \bar{X} \quad = \quad$ O símbolo que usamos para a média

$\qquad \Sigma \quad =$ Símbolo do somatório

$\qquad X_i \quad =$ Valor do i-ésimo elemento X, i = 1, 2, ... , n

$\qquad n \quad =$ número total de itens

(ii) Desvio-padrão : É a medida mais importante de dispersão.

O desvio padrão é definido como a raiz quadrada da média (média) dos desvios

quadrados de todos os valores em relação à sua média. É normalmente

designado pela letra grega □, pronunciada como sigma.

$$\text{i.e, } (\sigma) = \dfrac{\sqrt{\Sigma(X_i - \bar{X})^2}}{n}$$

Onde $\qquad \bar{X} \quad =$ média

n= número total de valores.

(iii) ERRO PADRÃO (E.P.)

O S.E. é utilizado como ferramenta em testes de hipóteses ou testes de significância. Ajuda a determinar os limites (ou limites de confiança) dentro dos quais se espera que os parâmetros se situem.

(i) S.E. da média da amostra

$$\bar{X} = \frac{\sigma}{\sqrt{n}}$$

(ii) S.E. da diferença de duas médias amostrais $\bar{X}_1$ e X_2

$$i.\,e.\;S.E.\;of\;(\bar{X}_1 - \bar{X}_2) = \sqrt{\frac{\sigma^2}{n_1} + \frac{\sigma_2^2}{n_2}}$$

(iv) DISTRIBUIÇÃO DO ESTUDANTE

A estatística t é um rácio entre o desvio de um parâmetro estimado em relação ao seu valor nocional e o seu erro padrão.

$$t = \frac{\bar{X} - \mu}{S.E.\,of\,mean}$$

GRAUS DE LIBERDADE (D.F.)

Os graus de liberdade num cálculo estatístico representam o número de valores envolvidos num cálculo que têm liberdade para variar

DF = n-1 (uma amostra)

n= Nº de valores no conjunto de dados. $DF = n_1 + n_2 - 2$ (*two samples*)

(v) Valor P - O valor P é definido como a probabilidade sob o pressuposto de hipótese, de obter um resultado igual ou mais extremo do que o que foi efetivamente observado.

Os valores de p < .05 são considerados significativos Os intervalos de confiança são de 95%

ANÁLISE E APRESENTAÇÃO DE DADOS

Tabela 1: Distribuição etária dos sujeitos do estudo:-

Grupo	Grupo A	Grupo B
Média	38.86	41.46
SD	8.79	8.61
SEM	2.2696	2.2231

Diferença média = -2,6
Grau de liberdade = 28
Erro padrão da diferença = 3,177
valor t = 0,8184
Valor de p 0,21 (não significativo)

Gráfico 1: Distribuição etária dos participantes no estudo

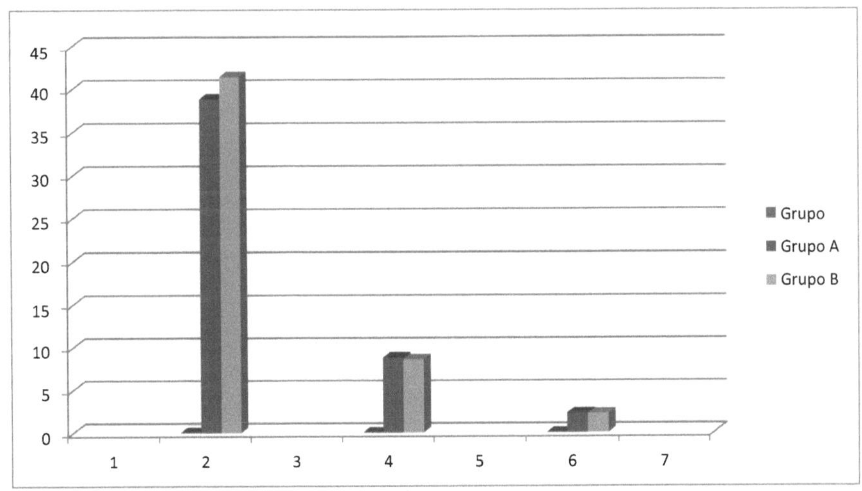

Sexo	Grupo A	Grupo B
Feminino	8	8
masculino	7	7

Gráfico 2: distribuição por sexo dos sujeitos do estudo:-

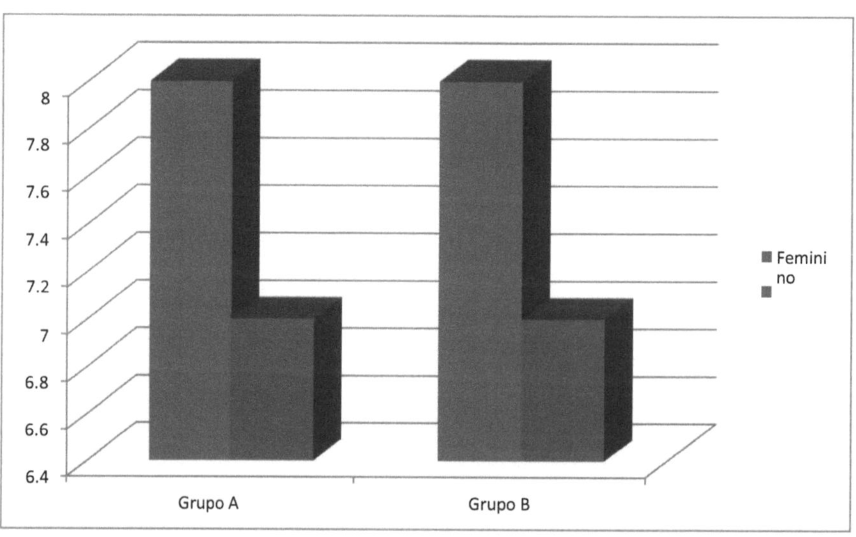

Ocupação	Número de indivíduos
Dona de casa	12
Médico	2
Funcionário	2
Agricultor	3
Trabalhador	2
Enfermeira	2
Outros	7

Gráfico 3: Distribuição por profissões dos participantes no estudo

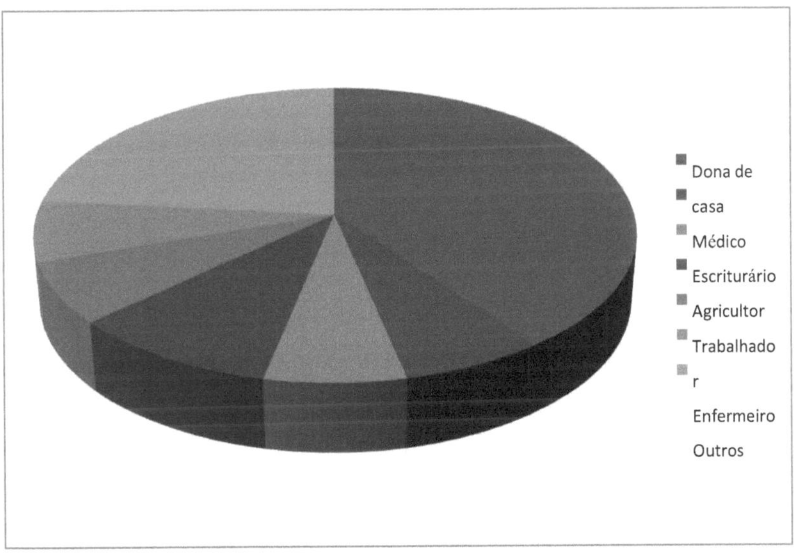

Tabela 4: Comparação do ODI no grupo A:-

Ler em	Linha de base	Às 6 semanas
Média	44.933	6.00
SD	14.570	0.045
SEM	3.7619	0.01162

Diferença média = 38,933
Grau de liberdade = 28
Erro padrão da diferença = 3,762
valor t = 10,3491
Valor de p = 0,0 (extremamente significativo)

Gráfico 4: Comparação do ODI no grupo A:-

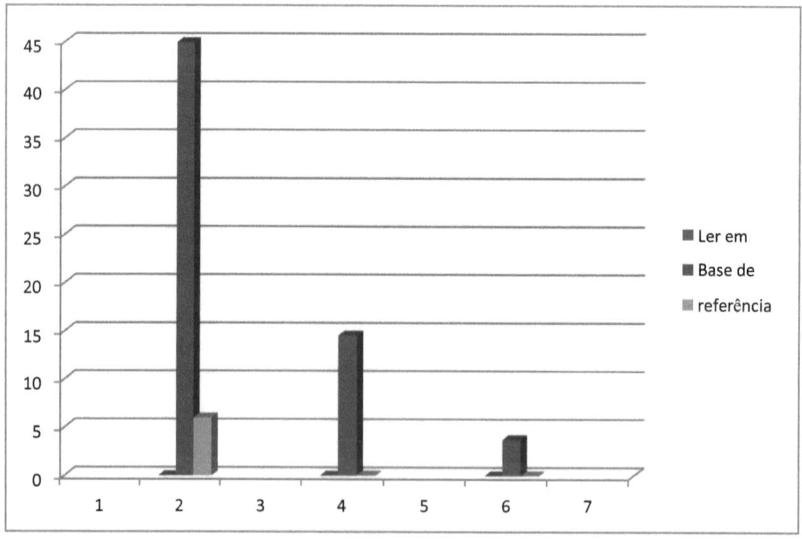

Ler em	Linha de base	Às 6 semanas
Média	46.80	4.00
SD	10.46	0.0200
SEM	2.7008	0.00516

Diferença média = 42,800
Grau de liberdade = 28
Erro padrão da diferença = 2,701
valor t =15,8474
Valor de p = 0,0 (extremamente significativo)

Gráfico 5: Comparação do ODI no grupo B:-

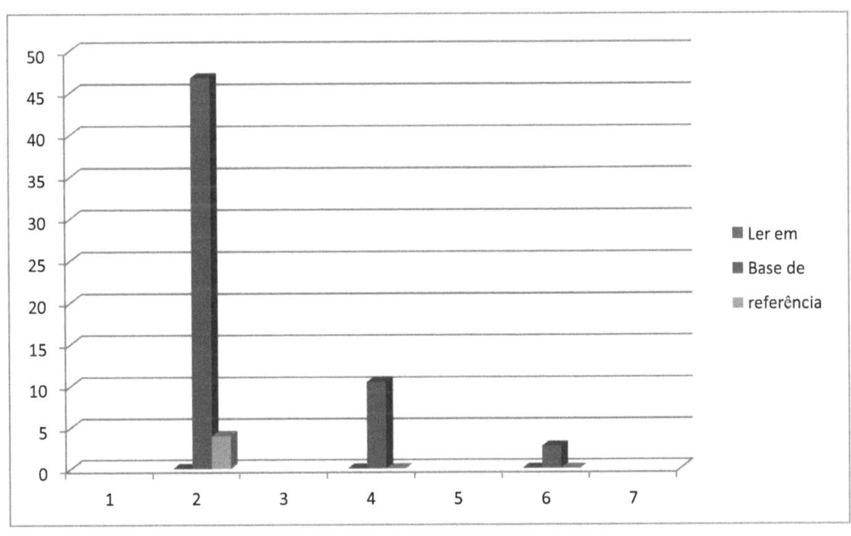

Tabela 6: Comparação entre grupos do ODI na linha de base:-

Grupo	Grupo A	Grupo B
Média	44.933	46.800
SD	14.5700	10.46
SEM	3.76196	2.70076

Diferença média = -1,86700
Grau de liberdade = 28
Erro padrão da diferença = 4,631
valor t = 0,4032
Valor de P = 0,34493176 (não significativo)

Gráfico 6: Comparação entre grupos do ODI no início do estudo:-

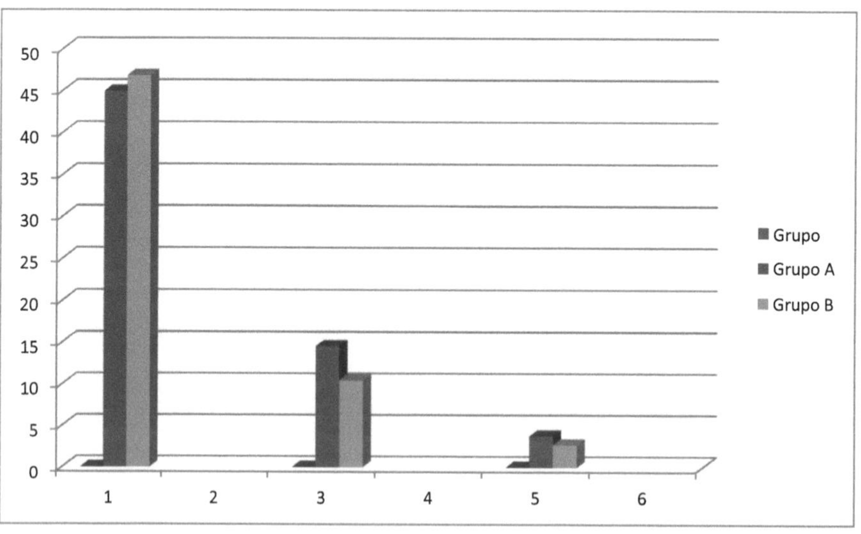

Tabela 7: Comparação entre grupos do ODI às 6 semanas:-

Grupo	Grupo A	Grupo B
Média	6.00	4.00
SD	0.0450	0.020
SEM	0.01162	0.00516

Diferença média = 2,00
Grau de liberdade = 28
Erro padrão da diferença = 0,013
valor t = 15,729
Valor de p = 0,0 (extremamente significativo)

Gráfico 7: Comparação entre grupos do ODI às 6 semanas:-

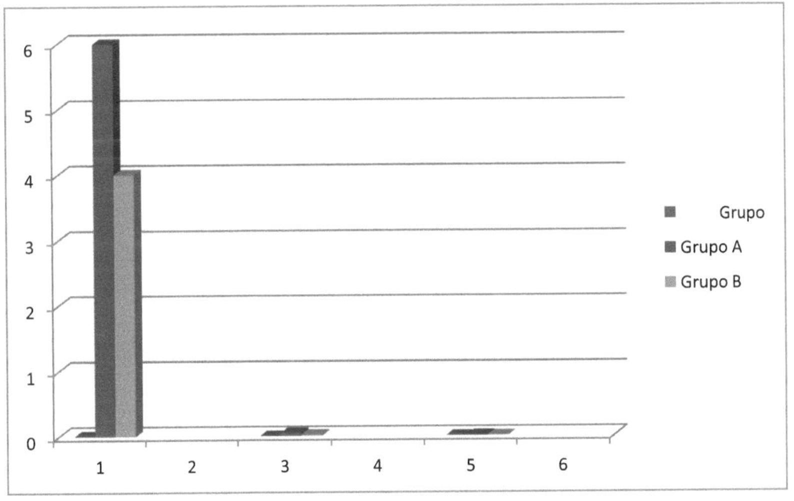

Quadro 8: Comparação da NPRS no grupo A:-

Ler em	Linha de base	Às 6 semanas
Média	5.9300	2.800
SD	0.8600	0.77400
SEM	0.22205	0.19985

Diferença média = 3,1300
Grau de liberdade = 28
Erro padrão da diferença = 0,299
valor t = 10,4774
Valor de p = 0,0 (extremamente significativo)

Gráfico 8: Comparação do NPRS no grupo A:-

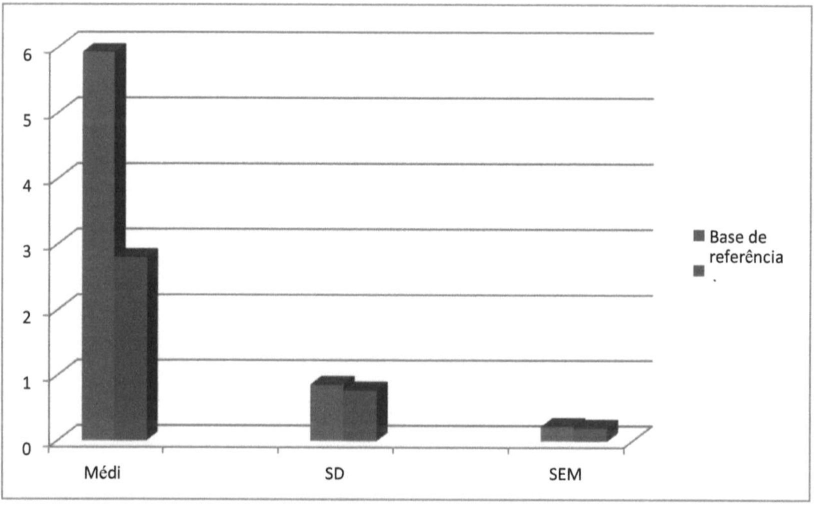

Quadro 9: Comparação da NPRS no grupo B:-

Ler em	Linha de base	Às 6 semanas
Média	6.00	2.2600
SD	0.8400	0.450
SEM	0.2169	0.1162

Diferença média = 3,7400
Grau de liberdade = 28
Erro padrão da diferença = 0,246
valor t = 15,2002
Valor de p = 0,0 (extremamente significativo)

Gráfico 9: Comparação da NPRS no grupo B:-

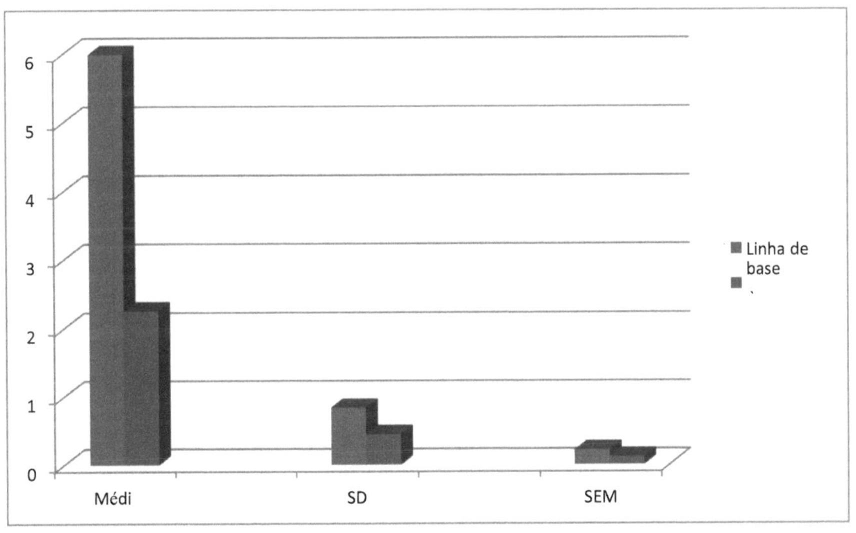

Tabela 10: Comparação entre grupos da NPRS na linha de base:-

Grupo	Grupo A	Grupo B
Média	5.9300	6.00
SD	0.8600	0.8400
SEM	0.22205	0.2169

Diferença média = -0,0700
Grau de liberdade = 28
Erro padrão da diferença = 0,310
valor t = 0,2255
Valor de P = 0,41161407 (não significativo)

Gráfico 10: Comparação entre grupos da NPRS na linha de base

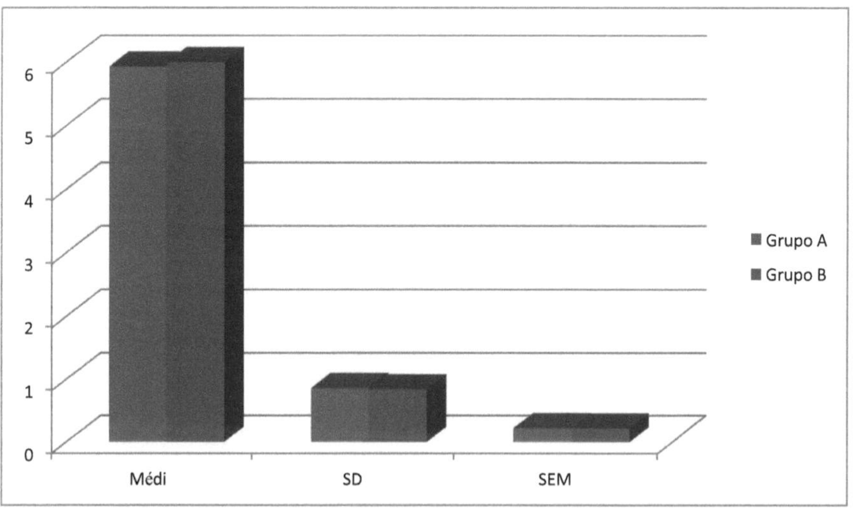

Grupo	Grupo A	Grupo B
Média	2.800	2.2600
SD	0.77400	0.450
SEM	0.19985	0.1162

Diferença média = 0,2700
Grau de liberdade = 28
Erro padrão da diferença = 0.231
valor t = 2,3360
Valor de P = 0,013 (significativo)

Gráfico 11: Comparação entre grupos da NPRS às 6 semanas:-

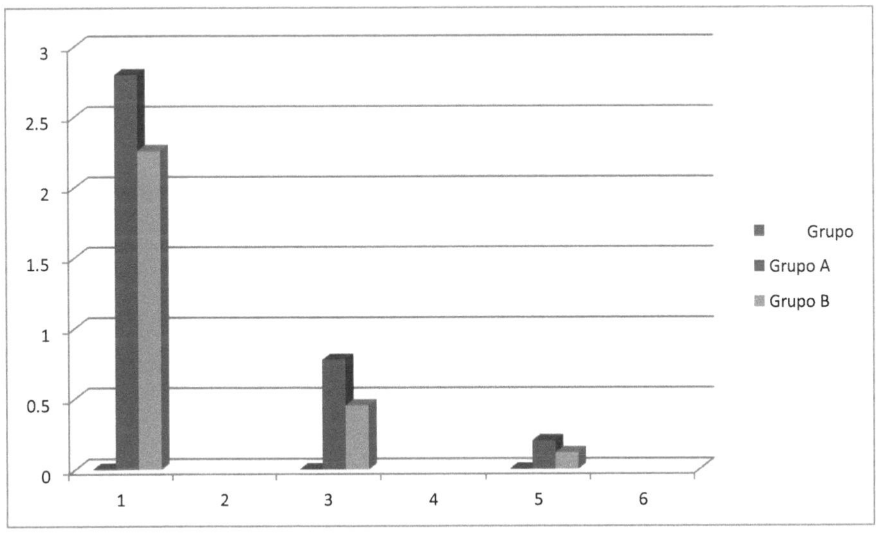

RESULTADOS

Foi efectuada uma análise estatística da dor na NPRS e da incapacidade na pontuação ODI para determinar o grau de significância entre elas. Foram registados os valores médios das medidas de resultado. Os testes estatísticos utilizados para a análise dos resultados foram os seguintes

- O teste t de Student foi utilizado para determinar as diferenças dentro do grupo e entre grupos

- Os valores de p <0,05 foram considerados significativos

- O intervalo de confiança foi de 95%

Foi efectuada uma análise estatística descritiva (média, desvio padrão, erro padrão) para as medições deste estudo.

A Tabela 1 mostra a distribuição etária dos indivíduos do estudo. A média com desvio padrão no Grupo A foi de 38,86 ± 8,79 e no Grupo B de 41,46 ± 8.61. O resultado do teste t foi (t= 0,8184 & p= 0,21) P> 0,05 i.e. estatisticamente não significativo Os resultados da tabela (1) estão representados no gráfico (1).

A Tabela 2 mostra a distribuição por sexo dos sujeitos do estudo. Em ambos os grupos, havia mais mulheres do que homens (n=30), 16 mulheres, ou seja, 53,33%, e 14 homens, ou seja, 46,66%. Os resultados da Tabela (2) estão representados no Gráfico (2).

A Tabela 3 mostra a distribuição profissional dos participantes no estudo. 40% dos doentes eram trabalhadores domésticos, ou seja, donas de casa (n=12), 26,66% dos doentes estavam igualmente distribuídos pelas profissões de médico, escriturário, operário e enfermeiro (n=2), 10% dos doentes eram agricultores (n=3), enquanto 23,33% dos indivíduos tinham outras profissões, incluindo motorista, contabilista, cortador de madeira, alfaiate, lojista e construtor (n=7). Os resultados da Tabela (3) estão representados no Gráfico (3).

A Tabela 4 mostra a comparação da pontuação do ODI na linha de base e no final do tratamento de 6 semanas no grupo A. A média do ODI na linha de base foi de 44,93

$\pm$14,570, que melhorou às 6 semanas com 6,0$\pm$0,04 (t = 10,3491, p=0,00) a p <0,05, ou seja, extremamente significativo. Mostrou que o regime convencional foi eficaz na melhoria da incapacidade em doentes com lombalgia crónica. Resultados na tabela

(4) são representados no gráfico (4).

A Tabela 5 mostra a comparação da pontuação do ODI na linha de base e no final do tratamento de 6 semanas no grupo B. A média com desvio padrão na linha de base fûe 46,80$\pm$10,46 e às 6 semanas melhorou para 4,00$\pm$0,020. (t = 15,8474 & p = 0,0) p <0,05, ou seja, extremamente significativo. Mostrou que os exercícios PFM juntamente com o regime convencional foram eficazes na melhoria da incapacidade em doentes com lombalgia crónica. Os resultados da tabela (5) estão representados no gráfico (5).

A Tabela 6 mostra a comparação do ODI na linha de base entre o Grupo A e o Grupo B. A média da linha de base com a pontuação do ODI foi de 44,933 ± 14,5700, 46,800 ±

10,46 para o Grupo A e o Grupo B, respetivamente. O resultado do teste t foi, (t = 0,4032 & p = 0,34493176) p >0,05 i.e. estatisticamente não significativo. Os resultados da Tabela

(6) estão representados no gráfico (6).

A Tabela 7 mostra a comparação do ODI às 6 semanas entre o Grupo A e o Grupo B. Às 6 semanas, a média da pontuação do ODI foi de 6,00 ± 0,045, 4,00 ± 0,020 para o Grupo A e o Grupo B, respetivamente. O resultado do teste t foi: (t = 15,729 & p = 0,0) p

<0,05, ou seja, extremamente significativo. Isto mostrou que ambos os grupos registaram uma melhoria significativa da incapacidade, mas o grupo B registou comparativamente mais melhorias. Os resultados da Tabela (7) estão representados no Gráfico (7).

A Tabela 8 mostra a comparação da pontuação da NPRS na linha de base e às 6 semanas no Grupo A. A média da NPRS no grupo A foi de 5,9300 ± 0,8600, 2,800 ± 0,77400 na linha de base e às 6 semanas, respetivamente. O resultado do teste t foi: (t = 10,4774 & p = 0,0) p <0,05, ou seja, extremamente significativo. Mostrou que houve um declínio na NPRS ao fim de 6 semanas de regime convencional. Os resultados da tabela (8) estão representados no gráfico (8).

A Tabela 9 mostra a comparação da pontuação da NPRS na linha de base e às 6 semanas no Grupo B. A média da NPRS no grupo B foi de 6,00 ± 0,8400, 2,2600 ± 0,450 na linha de base e às 6 semanas, respetivamente. O resultado do teste t foi, (t = 15,2002 & p = 0,0) p <0,05 ou seja, extremamente significativo. Mostrou que houve um declínio no NPRS no final de 6 semanas de exercício PFM juntamente com o regime convencional. Os resultados da tabela (9) estão representados no gráfico (9).

A Tabela 10 mostra a comparação da NPRS na linha de base entre os grupos A &

B. A média de base da pontuação NPRS foi de 5,9300 ± 0,8600, 6,00 ± 0,8400 para o Grupo A e o Grupo B, respetivamente. O resultado do teste t foi, (t = 0,2255 & p = 0,41161407) p >0,05 i.e. estatisticamente não significativo. Os resultados da tabela (10) estão representados no gráfico (10).

A tabela 11 mostra a comparação da NPRS às 6 semanas entre os grupos A &

B. Às 6 semanas, a média com DP da pontuação NPRS foi de 2,800 ± 0,77400, 2,2600 ±

0,450 para o Grupo A e o Grupo B, respetivamente. O resultado do teste t foi:

(t = 2,3360 & p = 0,013) p < 0,05, ou seja, estatisticamente significativo. Isso mostrou que ambos os grupos tiveram um declínio significativo na pontuação da NPRS no final de 6 semanas, mas o Grupo B teve comparativamente mais melhorias na intensidade da dor na NPRS. Os resultados da tabela (11) estão representados no gráfico (11).

DISCUSSÃO

O presente estudo confirma que, após seis semanas de tratamento, o grupo B, que recebeu exercícios PFM juntamente com o regime convencional, apresentou uma melhoria significativa da intensidade da dor na NPRS e da incapacidade no ODI, em comparação com o grupo A, que recebeu apenas o regime convencional.

O resultado do presente estudo apoia a hipótese de Xia Bi, Jiangxia Zhao et al. Eles avaliaram o efeito dos exercícios para os músculos do pavimento pélvico em doentes com dor lombar crónica. Adultos (com idade >/=18 anos) com dor lombar crónica (com ou sem radiculopatia) foram aleatoriamente submetidos a tratamento de rotina (ultrassonografia, diatermia de ondas curtas e exercícios de fortalecimento lombar; grupo de controlo) ou tratamento de rotina com exercícios para o pavimento pélvico (grupo de intervenção) durante 24 semanas. A dor, a incapacidade (pontuação do Índice de Incapacidade de Oswestry [ODI]) e a função muscular do tronco foram avaliadas no início e após a conclusão do tratamento. O estudo incluiu 47 pacientes (grupo de controlo 24; grupo de intervenção 23). A gravidade da dor e as pontuações do ODI foram significativamente mais baixas no grupo de intervenção do que no grupo de controlo após 24 semanas.

Os músculos do pavimento pélvico constituem uma grande parte do núcleo do corpo,[58] que é a base de todos os movimentos, equilíbrio, estabilidade e flexibilidade. [59] O protocolo de exercícios para os músculos do pavimento pélvico utilizado no presente estudo foi concebido para coactivar os músculos superficiais e profundos do núcleo e resultou em melhorias significativas na intensidade da dor e na pontuação ODI, em comparação com o tratamento de rotina isolado.

Os resultados do presente estudo são contraditórios com as conclusões feitas por Mohseni-Bandpei MA et al. quando compararam o efeito do exercício PFM com o tratamento de rotina incluindo eletroterapia versus o tratamento de rotina isolado em mulheres com dor lombar crónica não específica. Realizaram um ensaio clínico controlado e aleatório em 20 mulheres com lombalgia crónica. As pacientes foram distribuídas aleatoriamente por dois grupos: um grupo experimental e um grupo de controlo. O grupo de controlo recebeu tratamento de rotina, incluindo eletroterapia e exercícios gerais; e o grupo experimental recebeu tratamento de rotina e exercícios adicionais de MAP. A intensidade da dor, a incapacidade funcional e a força e resistência dos MAP foram medidas antes, imediatamente após a intervenção e aos 3 meses de seguimento. Em ambos os grupos, a dor e a incapacidade funcional foram significativamente reduzidas após o tratamento (p < 0,01), mas não foi encontrada qualquer diferença significativa entre os dois grupos (p > 0,05). Todas as medidas foram melhoradas em ambos os grupos (p < 0,01), embora os pacientes do grupo experimental tenham apresentado maior melhoria na força e resistência dos MAP (p < 0,01). Concluíram que o exercício PFM combinado com o tratamento de rotina não foi superior ao tratamento de rotina isolado em pacientes com lombalgia crónica. O erro no seu estudo pode ser interpretado por várias falhas. Embora o desenho utilizado (um ensaio clínico controlado e aleatório) seja importante, a pequena dimensão da amostra r e c r u t a d a pode ser uma potencial limitação do estudo. A falta de uma medida objetiva de resultados, como a medição da atividade muscular e da espessura muscular utilizando EMG ou ultra-sons, juntamente com a medição da intensidade da dor e da incapacidade funcional, foi outra limitação do seu estudo.

No presente estudo, foi seguido um procedimento de aleatorização genuíno através de sorteio para o grupo A e para o grupo B. Foi efectuado um ensaio clínico aleatório e controlado simples cego em que os doentes não tinham conhecimento das medidas de fogo dos resultados. Foram utilizadas medidas de resultados fiáveis e válidas para avaliar a intensidade da dor e a incapacidade em termos de NPRS e ODI, respetivamente.

<u>CONCLUSÃO</u>

56

O estudo foi realizado para descobrir se os exercícios para os músculos do pavimento pélvico, para além do regime convencional, melhoram os níveis de dor auto-relatados e a incapacidade em doentes com dor lombar crónica.

Em conclusão, os exercícios para o pavimento pélvico em combinação com o tratamento de rotina proporcionaram benefícios significativos em termos de alívio da dor e incapacidade em relação ao tratamento de rotina isolado.

LIMITAÇÕES E SUGESTÕES

O estudo atual tem várias limitações.

Em primeiro lugar, tratou-se de um estudo num único centro e a dimensão da amostra era demasiado pequena para se poderem tirar conclusões definitivas.

Em segundo lugar, alguns doentes não realizaram corretamente os exercícios para os músculos do pavimento pélvico.

Por último, uma vez que a população do estudo incluiu doentes com lombalgia inespecífica, não é possível generalizar estes resultados aos doentes com lombalgia de causa específica.

A falta de uma medida objetiva de resultados, como a medição da atividade muscular e da espessura muscular utilizando EMG ou ultra-sons, juntamente com a medição da intensidade da dor e da incapacidade funcional, é outra limitação do presente estudo.

No futuro, é necessário um ensaio clínico aleatório bem concebido para confirmar a eficácia dos tratamentos.

São também necessários estudos futuros sobre o possível mecanismo dos efeitos destes tratamentos na dor lombar específica e não específica.

Podem ser realizados mais estudos sobre a fiabilidade inter-avaliadores do exercício PFM para a lombalgia crónica.

No futuro, devem ser efectuados ensaios com um maior número de indivíduos e deve ser feito um acompanhamento a longo prazo.

<u>Referências</u>

1. Egle Ut, Nockel R. A dor lombar crónica como uma perturbação somatoforme da dor. Orthopad 2003 Apr, 37(4): 280-4.

2. Donelson R. A lombalgia dos seus clientes é rapidamente reversível e está a melhorar os cuidados lombares na sua base. Prof case manag 2008 Mar - Abr. 13(2); 87 - 96.

3. Pradhan B B. Evidence informed management ofchronic low back pain with watchful waiting. Spine J 2008 Jan-Fev; 8(1): 253

4. Mohseni-Bandpei, M.A., Fakhri, M., Bagheri-Nesami, M., Ahmad-Shirvani, M., Khalillan, A.R., Shayesteh-Azar, M., 2006. Dores de costas profissionais em enfermeiros iranianos: um estudo epidemiológico. British Journal of Nursing 15, 914 - 917.

5. Mohseni-Bandpei, M.A., Bagheri-Nesami, M., Shayesteh-Azar, M., 2007. Dor lombar não específica em 5000 crianças iranianas em idade escolar. Journal of Pediatric Orthopedics 27, 126 - 129.

6. Beith ID, Kemp A, Kenyon J, et al. Identificar a dor neuropática nas costas e nas pernas: um estudo transversal. Pain 2011; 152: 1511-1516.

7. Lamb SE, Hansen Z, Lall R, et al. Group cognitive behavioural treatment for low-back pain in primary care: a randomised controlled trial and cost- effectiveness analysis (tratamento cognitivo-comportamental em grupo para a dor lombar nos cuidados primários: um ensaio controlado aleatório e uma análise de custo-eficácia). Lancet 2010; 375: 916-923.

8. Andersson GB. Epidemiological features of chronic low-back pain (Caraterísticas epidemiológicas da dor lombar crónica). Lancet 1999; 354: 581-585.

9. SC Sharma, R Singh, AK Sharma, R Mittal. Incidence of low back pain in workage adults in rural North India (Incidência de dor lombar em adultos em idade ativa no Norte da Índia): Indian Journal Of Medical Sciences 2003; 57(4) : 145-147.

10. Kelsy J1. Um estudo epidemiológico de hérnias agudas de discos intervertebrais lombares. Rheumatol Rehabilitation 1975; 14: 144 - 59.

11. Patta D, Mirza SK, White A A. Low back pain In: Kelle's textbook of reumatologia.

12. Seilder A, Libers F e Lataza U. Prevention of low back pain at work, Bunbesage Gesundhetis foschang gesundheits Schtz. 2008 Mar; 51(3): 322 - 33.

13. Hirsh C. Etiologia e patogénese da dor lombar. Israel J med Sci 1996: 2 : 362 - 70.

14. Frymoyer JW, Poe MH, Clements JH, Wilder DG, et al. Factores de risco na dor lombar: An epidemiological survey. J Bone Joint Surg. 1983; 65: 362 -70.

15. Kelsey JL, Hardy RJ. Driving of motor vehicles as risk fator for acute herniated lumbar IVD. AM Epidemiol 1975; 102: 63 - 73.

16. Mikkonen, P., Leino-Arjas, P., Remes, J ., Zitting, P., Taimela, S., Karppinen, J ., 2008. O tabagismo é um fator de risco para a dor lombar em adolescentes? Um estudo de coorte prospetivo. Spine 33, 527 - 532.

17. Mirtz, T.A., Greene, L., 2005. A obesidade é um fator de risco para a dor lombar? Um exemplo de utilização das provas para responder a uma questão clínica. Quioprática e Osteopatia 13, 2. doi:10.1186/1746-1340-13-2.

18. Mohseni-Bandpei, M., Fakhri, M., Ahmad-Shirvani, M., Bagheri Nessami, M., Khalilian, A., Shayesteh-Azar, M., et al., 2009. Dor lombar em 1100 mulheres grávidas iranianas: prevalência e factores de risco. Spine Journal 9, 795e801.

19. Hartvigsen, J., Christensen, K., 2007. Active lifestyle protects against incident low back pain in seniors: a population based 2-year prospective study of 1387 Danish twins aged 70e100 years. Spine 32, 76e81.

20. Strine, T.W., Hootman, J.M., 2007. Prevalência nacional nos EUA e correlações de dor lombar e cervical entre adultos. Arthritis and Rheumatism 57, 656e665.

21. Hodges, P.W.. Sapsford, R., Pengel, L.H., 2007. Postural and respiratory functions of the Pelvic floor muscles (Funções posturais e respiratórias dos músculos do pavimento pélvico). Neurourologia e Urodinâmica 26, 362e371.

22. Smith, M.D., Russell, A., Hodges, P.W., 2009. Será que a incontinência, as dificuldades respiratórias e os sintomas gastrointestinais aumentam o risco de futuras dores de costas? The Journal of Pain 10, 876e886.

23. Hides, J.A., Jull, G.A., Richardson. C.A. 2001. Efeitos a longo prazo de exercícios estabilizadores específicos para o primeiro episódio de dor lombar. Spine 26, E243eE248.

24. Cholewicki, J., Silfies, S.P., Shah, R.A., Greene, H.S., Reeves, N.P., Alvi, K.,Goldberg, B., 2005. As respostas reflexas atrasadas dos músculos do tronco aumentam o risco de lesões lombares. Spine 30, 2614e2620.

25. Gutke A, Ostgaard HC and Oberg B. Pelvic girdle pain and lumbar pain in pregnancy: a cohort study of the consequences in terms of health and functioning. Spine (Phila Pa 1976) 2006; 31: E149-E155.

26. Scholich SL, HallnerD, .Wittenberg RH, et al. A relação entre dor, incapacidade, qualidade de vida e factores cognitivo-comportamentais na dor lombar crónica. Disabil Rehabil 2012; 34: 1993-2000.

27. Badgly, CE: The articular facet in relation in relation to LBP & sciatic radiation. J Bone Joint Surg.25:481, 1941.

28. Richardson, C.. Jull, G., Hodges, P., Hides, J., 1999. Therapeutic Exercise for Spinal Segmental Stabilization in Low Back Pain. Churchill Livingstone, Edimburgo.

29. Panjabi, M.M.T., 1992. O sistema de estabilização da coluna vertebral. Função, disfunção, adaptação e melhoria. Journal of Spinal Disorders 5, 389-390.

30. Saharmann, S.A., 2002. Diagnosis and Treatment of Movement Impairment Syndromes (Diagnóstico e tratamento das síndromes de perturbação do movimento). Mosby, St. Louis.

31. Bergmark, A., 1989. Estabilidade da coluna lombar. Um estudo de engenharia mecânica. Ata Orthopaedica Scandinavia Supplement 230, 1-54.

32. Barr, K.P., Griggs, M., Cadby, T., 2005. Estabilização lombar: conceitos fundamentais e literatura atual, Parte 1. American Journal of Physical Medicine and Rehabilitation 84, 473-480

33. Grupo Consultivo de Normas Clínicas (CSAG). Relatório sobre dor nas costas. Londres: HSMO, 1994; 1-89.

34. Mielenz TJ, Carey TS, Dyrek DA, Harris BA, Garrett, JM, Darter JD. Physical therapy utilization by patients with acute low back pain. Physical Therapy 1997;" 77:

1040-1051.

35. Nafisa Fidvi , Stephen May. Physiotherapy Management of Low Back Pain in India - A Survey of Self-reported Practice. Physiother. Res. Int. (2010) © 2010 John Wiley & Sons, Ltd.

36. Hayden JA, van Tulder MW, Malmivaara A, et al. Terapia de exercício para o tratamento da dor lombar inespecífica. Cochrane Database Syst Rev 2005; 3: CD000335.

37. Wang X, Zheng J, Liu J, et al. Efeito do treino de estabilidade do núcleo em pacientes com dor lombar crónica. HealthMED 2012; 6: 754-759.

38. Hodges PW. Exercício de estabilidade do núcleo na dor lombar crónica. Orthop Clin North Am 2003; 34: 245-254.

39. B0, K., Talseth, T., Holme, I., 1999. Ensaio aleatório, simples e cego, de exercícios para o pavimento pélvico, estimulação eléctrica, cones vaginais e nenhum tratamento na gestão da incontinência de esforço genuína em mulheres. British Medical Journal 318, 487-493.

40. Morkved, 8., Bo, K., Schei, B., Salvesen, K.A., 2003. Pelvic floor muscle training during pregnancy to prevent incontinence: a single-blind randomised controlled trial. Obstetrics and Gynecology 101, 313-319.

41. Fowler SB. Treino dos músculos do pavimento pélvico versus nenhum tratamento, ou tratamentos de controlo inactivos, para a incontinência urinária em mulheres. Clin Nurse Spec 2011 ; 25: 226-227.

42. Sjo" dahl J, Kvist J, Gutke A, et al. The postural response of the pelvic floor muscles during limb movements: a methodological electromyography study in parous women without lumbopelvic pain. Clin Biomech (Bristol, Avon) 2009; 24: 183-189.

43. Arab AM, Behbahani RB, Lorestani L. et al. Avaliação da função muscular do assoalho pélvico em mulheres com e sem dor lombar usando ultrassom transabdominal. Man Ther 2010; 15: 235-239

44. Christie C, Colsi R. Paving the way for a healthy pelvic floor. IDEA Fitness Journal. maio de 2009; 6(5): 42-49.

45. Xia Bi, Jiangxia Zhao. Lei Zhao. Zhihao Liu. Jinming Zhang. Dan Sun. Lei Song e Yun Xia.Pelvic floor muscle exercise for chronic low back painJournal of International Medical Research 41(1) 146-152.

46. Talasz H. Himmer-Perschak G, Marth E. et al. Avaliação da função muscular do pavimento pélvico num grupo aleatório de mulheres adultas na Áustria. Int Urogynecol J Pelvic Floor Dysfunct 2008: 19: 131-135.

47. 0 "Sullivan. P.B., Twomey. L.T.. Allison. G.T.. 1997. Avaliação de exercícios estabilizadores específicos no tratamento da lombalgia crónica com diagnóstico radiológico de espondilólise ou espondilolistese. Spine 22. 2959-2967.

48. Koumantakis, G.A.. Watson, P.J.. Oldham. J.A.. 2005. Treino de estabilização muscular do tronco mais exercício geral versus apenas exercício geral: Ensaio Controlado Aleatório de pacientes com dor lombar recorrente. Physical Therapy 85. 209-225.

49. May, S.. Johnson, R.. 2008. Exercícios de estabilização para dor lombar: uma revisão sistemática. Physiotherapy 94, 179-189.

50. Eliasson. K.. Elfving, B., Nordgren. B.. Mattsson. E.. 2008. Incontinência urinária em mulheres com dor lombar. Manual Therapy 13. 206-212.

51. Michael Vianin. Propriedades psicométricas e utilidade clínica do Índice de Incapacidade de Oswestry. Journal of Chiropractic Medicine. Dez 2008; 7(4): 161-163.

52. Kumar S. Sharma VP, Shukla R. et al. Eficácia comparativa de dois tratamentos multimodais em subgrupos masculinos e femininos com dor lombar (parte II). J Back Musculoskelet Rehabil 2010; 23: 1-9.

53. Bronfort G, Maiers MJ, Evans RL. et al. Exercício supervisionado, manipulação da coluna vertebral e exercício em casa para dor lombar crónica: um ensaio clínico aleatório. Spine J 2011; 11: 585-598.

54. Mohseni-Bandpei MA, Rahmani N, Behtash H, et al. The effect of pelvic-floor muscle exercise on women with chronic non-specific low back pain. J Bodyw Mov Ther 2011; 15:75-81.

55. M. Gabrielle Page, Joel Katz, Jennifer Stinson, Lisa Isaac, Andrea L. 'Martin-

Pichora e Fiona Campbell. Validação da escala de avaliação numérica da intensidade da dor e do seu carácter desagradável na dor pós-operatória aguda pediátrica: Sensibilidade à mudança ao longo do tempo. The Journal of Pain. 13(4); abril de 2012: 359-369.

56. Taqdees Naqaish, Farwa Rizwi, Shaista Jarar. Eficácia do exercício de Kegel no controlo da dor lombar em pacientes com cistocele. Rawal Medical Journal 2013; 38(3): 275 - 278.

57. Vasseljen O, Unsgaard-TØndel M, Westad C, et al. Efeito dos exercícios de estabilidade do núcleo em 151 Bi et al. ativação feed-forward dos músculos abdominais profundos na dor lombar crónica: um ensaio controlado aleatório. Spine (Phila Pa 1976) 2012; 37: 1101-1108.

58. Akuthota V, Ferreiro A, Moore T, et al. Princípios do exercício de estabilidade do núcleo. Curr Sports Med Rep 2008; 7: 39-44.

59. Willson JD, Dougherty CP, Ireland ML, et al. Estabilidade do núcleo e sua relação com a função e lesão da extremidade inferior. J Am Acad Orthop Surg 2005; 13: 316-325.

60. Sheik Javeed Ahamad, Velyat N Buchh, Ajaz Nabi Koul, Abdul Hamid Rather dor lombar crónica e tratamento com diatermia por micro-ondas. Indian J pain 2013; 27:22-5

61. Md. Shaik Ahmad, Md. Abdus Shakoor e Aminuddin A Khan avaliação do efeito da diatermia de curta duração em pacientes com dor lombar crónica. Bangladesh Med Res Counc Bull 2009;35:18-20 A^

62. Métodos de Metodologia de Investigação (segunda edição revista) pg no. 132, 135 e Técnicas C.R. Kothari, K.S. Negi, Ph.D. Biostatistics (segunda edição) pg no. 28,49,96, 129, 130.

63. Vesalius A. De humnai corporis fabrica libri septum. 2 ed 1555.

64. Von Behr A. Handbook of Human Anatomy (Manual de Anatomia Humana). Philadephia: Lindsay & Blakiston; 1847.

65. Meyer G. Lehrbuch der Anatomie des Menschem. 1861

66. Holl M. Handbuch des Anatomie. Jena: Fischer; 1897.

ANEXO 1 (FORMULÁRIO DE CONCENTRAÇÃO)

Tópico: Efeito dos exercícios para o pavimento pélvico na dor lombar crónica

Certifica-se que fui

forneci as informações necessárias no que respeita à minha participação como voluntário no estudo acima mencionado, conduzido por Miss. Manisha Sahu, Apollo College of Physiotherapy, Durg. O formulário de consentimento foi-me explicado na minha própria língua.

Confirmo que receberei uma cópia assinada do formulário de consentimento. Compreendi a natureza do

estudo e ofereço-me para participar neste estudo de investigação na qualidade de sujeito.

Nome: -Local   :-
Sinal: -Data   :-

Eu, abaixo assinado, Miss. Manisha Sahu expliquei os pormenores do estudo e esclareci todas as questões colocadas pelo voluntário acima referido da melhor forma possível.

Confirmo que todos os dados e resultados dos testes obtidos serão mantidos estritamente confidenciais e não serão objeto de qualquer utilização indevida.

Investigador: - Miss Manisha SahuLocal   :-

Sinal: -Data   :-

<h1 style="text-align:center"><u>ANEXO 2</u>
<u>FICHA DE RECOLHA DE DADOS</u></h1>

Nome:

Idade:

Género:

Endereço:

Domínio:

Profissão:

Intensidade (escala numérica de avaliação da dor):

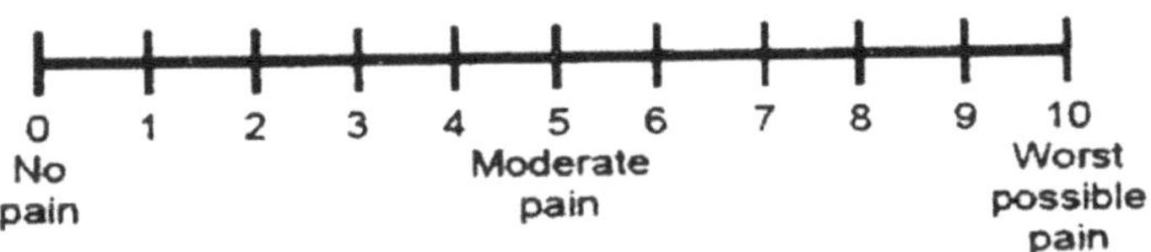

Score before treatment   Score after treatment

Queixas principais: Diagnóstico:

Pontuação ODI:

Secção 1: Intensidade da dor:

➢ Consigo tolerar a dor que tenho sem ter de usar analgésicos. [0 pontos]

➢ As dores são muito fortes, mas consigo aguentar-me sem tomar analgésicos. [1 ponto]

➢ Os analgésicos proporcionam um alívio completo da dor . [2 pontos]

➢ Os analgésicos proporcionam um alívio moderado da dor. [3 pontos].

➢ Os analgésicos aliviam muito pouco a dor. [4 pontos]

➢ Os analgésicos não têm qualquer efeito sobre a dor e eu não os uso. [5 pontos]

Secção 2: Cuidados pessoais

☐ Posso cuidar de mim normalmente sem causar dor adicional. [0 pontos]

☐ Posso cuidar de mim normalmente, mas isso causa-me dores adicionais. [1 ponto]

☐ É doloroso cuidar de mim e sou lento e cuidadoso. [2 pontos]

☐ Preciso de alguma ajuda, mas sou eu que trato da maior parte dos meus cuidados pessoais. [3 pontos].

☐ Preciso de ajuda todos os dias na maioria dos aspectos dos cuidados pessoais. [4 pontos].

☐ Não me visto, lavo-me com dificuldade e fico na cama. [5 pontos].

Secção 3: Levantamento

☐ Posso levantar pesos pesados sem dores adicionais. [0 pontos]

☐ Posso levantar pesos pesados, mas isso dá-me dores extra. [1 ponto]

☐ A dor impede-me de levantar pesos pesados do chão, mas consigo fazê-lo se forem

convenientemente posicionado, por exemplo, sobre uma mesa. [2 pontos]

☐ A dor impede-me de levantar pesos pesados, mas consigo levantar pesos leves e médios se estiverem convenientemente posicionados. [3 pontos]

☐ Só consigo levantar pesos muito leves. [4 pontos]

☐ Não consigo levantar ou carregar nada. [5 pontos]

Secção 4: Andar a pé

☐ A dor não me impede de caminhar qualquer distância. [0 pontos]

☐ A dor impede-me de andar mais de 1 milha. [1 ponto].

☐ A dor impede-me de andar mais de 0,5 quilómetros. [2 pontos]

☐ A dor impede-me de andar mais de 0,25 milhas. [3 pontos]

☐ Só consigo andar com uma bengala ou muletas. [4 pontos]

☐ Estou na cama a maior parte do tempo e tenho de rastejar até à casa de banho. [5 pontos].

Secção 5: Sentar-se

☐ Posso sentar-me em qualquer cadeira o tempo que quiser. [0 pontos]

☐ Só me posso sentar na minha cadeira favorita o tempo que quiser. [1 ponto

☐ A dor impede-me de estar sentado mais de 1 hora. [2 pontos]

☐ A dor impede-me de estar sentado mais de 0,5 horas. [3 pontos]

☐ A dor impede-me de estar sentado mais de 10 minutos. [4 pontos].

☐ A dor impede-me de me sentar. [5 pontos]

Secção 6: Permanência

☐ Posso ficar de pé o tempo que quiser sem dores extra. [0 pontos]

☐ Posso ficar de pé o tempo que quiser, mas isso dá-me dores extra. [1 ponto]

☐ A dor impede-me de estar de pé durante mais de 1 hora. [2 pontos]

☐ A dor impede-me de estar de pé durante mais de 30 minutos. [3 pontos]

☐ A dor impede-me de estar de pé durante mais de 10 minutos. [4 pontos]

☐ A dor impede-me de me manter de pé. [5 pontos]

Secção 7: Dormir

☐ A dor não me impede de dormir bem. [0 pontos]

☐ Só consigo dormir bem com a utilização de comprimidos. [1 ponto]

☐ Mesmo quando tomo comprimidos, tenho menos de 6 horas de sono. [2 pontos]

☐ Mesmo quando tomo comprimidos, tenho menos de 4 horas de sono. [3 pontos].

☐ Mesmo quando tomo comprimidos, tenho menos de 2 horas de sono. [4 pontos]

☐ A dor impede-me de dormir. [5 pontos]

Secção 8: Vida sexual

☐ A minha vida sexual é normal e não causa qualquer dor adicional. [0 pontos]

☐ A minha vida sexual é normal mas causa algumas dores extra. [1 ponto]

☐ A minha vida sexual é quase normal, mas é muito dolorosa. [2 pontos]

☐ A minha vida sexual é severamente limitada pela Dor. [3 pontos]

☐ A minha vida sexual é quase inexistente devido às dores. [4 pontos]

☐ A dor impede qualquer vida sexual. [5 pontos]

Secção 9: Vida social

☐ A minha vida social é normal e não me causa qualquer dor adicional. [0 pontos]

☐ A minha vida social é normal, mas aumenta o grau de dor. [1 ponto].

☐ A dor não tem qualquer efeito negativo significativo na minha vida social, para além de limitar os meus interesses energéticos, como a dança. [2 pontos].

☐ As dores limitaram a minha vida social e já não saio com tanta frequência. [3 pontos].

☐ A dor restringiu a minha vida social à minha casa. [4 pontos].

☐ Não tenho vida social por causa das dores. [5 pontos].

Secção 10: Viagens

☐ Posso viajar para qualquer lado sem dores extra. [0 pontos]

☐ Posso viajar para qualquer lado, mas isso dá-me dores extra. [1 ponto]

☐ As dores são fortes, mas consigo fazer viagens de mais de 2 horas. [2 pontos]

☐ A dor limita-me a viagens de menos de 1 hora. [3 pontos]

☐ A dor limita-me a deslocações curtas e necessárias de menos de 30 minutos. [4 pontos]

☐ A dor impede-me de viajar, exceto para ir ao médico ou ao hospital. [5 pontos].

Pontuação total:

total de pontos / 50 X 100 = % de incapacidade

Pontuação	Interpretação
0%a20% : deficiência mínima	O doente consegue lidar com a maioria das actividades da vida. Normalmente, não é indicado qualquer tratamento, para além de aconselhamento sobre levantar, sentar e fazer exercício.
21%-40%: deficiência moderada:	O doente sente mais dores e tem dificuldade em sentar-se, levantar-se e levantar-se. As deslocações e a vida social são mais difíceis e o doente pode ficar incapacitado para o trabalho. Os cuidados pessoais, a atividade sexual e o sono não são gravemente afectados e o doente pode normalmente ser tratado por meios conservadores.
41%-60%: deficiência grave	A dor continua a ser o principal problema neste grupo, mas as actividades da vida diária são afectadas. Estes doentes requerem uma investigação pormenorizada
61%-80%: aleijado	As dores de costas afectam todos os aspectos da vida do doente. É necessária uma intervenção positiva.
81%-100%	Estes doentes ou estão acamados ou exageram os seus sintomas.

Pontuação antes do
o tratamento

tratamentoPontuação após

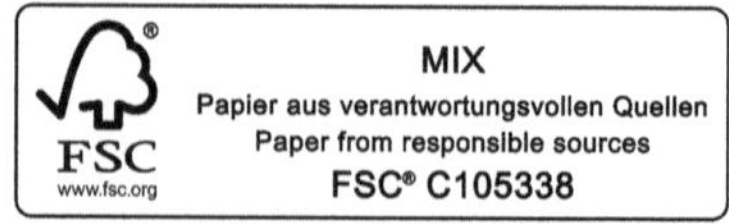

Printed by Books on Demand GmbH, Norderstedt / Germany